BEI GRIN MACHT SICH IHR WISSEN BEZAHLT

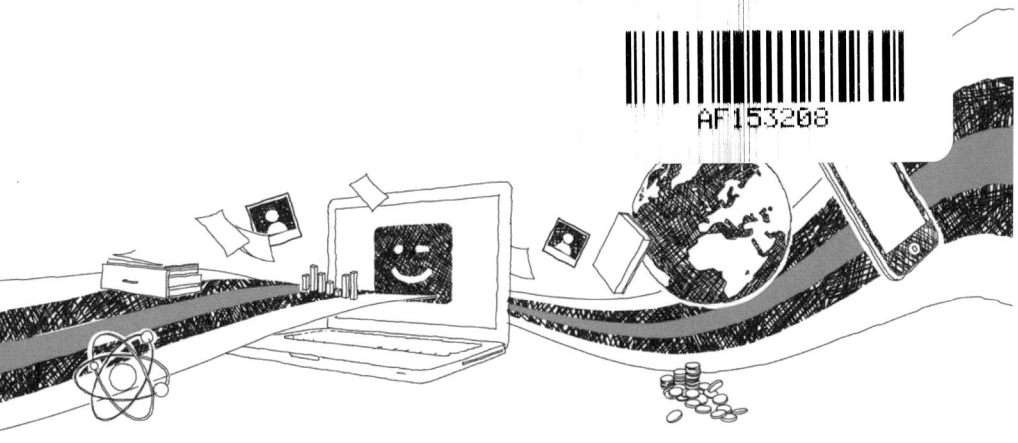

AF153208

- Wir veröffentlichen Ihre Hausarbeit,
  Bachelor- und Masterarbeit

- Ihr eigenes eBook und Buch -
  weltweit in allen wichtigen Shops

- Verdienen Sie an jedem Verkauf

Jetzt bei www.GRIN.com hochladen und kostenlos publizieren

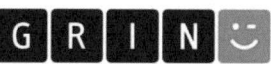

Die Durchführung der KTQ-Zertifizierung und ihre Nutzbarkeit im Gesundheitswesen

GRIN ☺

Bibliografische Information der Deutschen Nationalbibliothek:

Die Deutsche Nationalbibliothek verzeichnet diese Publikation in der Deutschen Nationalbibliografie; detaillierte bibliografische Daten sind im Internet über http://dnb.d-nb.de abrufbar.

ISBN: 9783346655776
Dieses Buch ist auch als E-Book erhältlich.

© GRIN Publishing GmbH
Trappentreustraße 1
80339 München

Druck und Bindung: Books on Demand GmbH, Norderstedt Germany
Gedruckt auf säurefreiem Papier aus verantwortungsvollen Quellen

Das Buch bei GRIN: https://www.grin.com/document/1234645

Hochschule Fresenius

Fachbereich onlineplus

Studiengang: Management im Gesundheitswesen

Projektarbeit

Die Durchführung der KTQ-Zertifizierung und ihre Nutzbarkeit im Gesundheitswesen

Modul: Qualitätsmanagement im Gesundheitswesen

Abgabedatum: 24.06.2021

Inhaltsverzeichnis

1 Einleitung 1

2 Methodik 2

   2.1 Identifizierung relevanter Literatur 2

   2.2 Selektion relevanter Literatur 2

3 Hauptteil / Ergebnisse 3

   3.1 Kuntsche & Börchers (2017) 3

   3.2 Keller (2011) 5

   3.3 Hellmann (2012) 5

   3.4 Brandstätter (2005) 7

   3.5 Schreiner - Hecheltjen (2015) 8

   3.6 Knopp & Knopp (2010) 9

   3.7 Witzsch – Kahla (2009) 10

4 Zusammenfassung der Ergebnisse und Fazit 11

5 Diskussion 13

   5.1 Durchführung inkludiert die gesamte Einrichtung 13

   5.2 Kostendruck vs. Unabhängigkeit 13

   5.3 Schwachstellen der Kategorie Personalentwicklung 13

6 Literaturverzeichnis 15

1 Einleitung

Während die Überprüfung der Qualität in wirtschaftlich ausgerichteten Unternehmen bereits seit geraumer Zeit besteht, entwickelte sich der Begriff Qualitätsmanagement vor ungefähr 40 Jahren in Gesundheitseinrichtungen. Die Sicherung der Qualität in Institutionen soll dadurch gewährleistet werden. Die Überprüfung der Qualität kann in einem Krankenhaus beispielsweise durch bestimmte Zertifizierungen erfolgen. Hierbei muss vor Augen geführt werden, dass eine solche Zertifizierung, im Falle der Erfüllung von diversen Auflagen, eine positive Vermarktung mit sich bringen kann. Eine abgeschlossene Zertifizierung bedeutet für die Einrichtung, dass das Niveau und zugleich die Sicherheit der Betreuung getestet und für zufriedenstellend erklärt werden. In eine solche Überprüfung werden Patienten/Innen, Mitarbeiter/Innen und bestimmte Prozesse miteinbezogen (Ertl-Wagner, Steinbrucker & Wagner, 2009, S. 16). Eine Möglichkeit, um eine Überprüfung der Qualitätsstandards in gesundheitsorientierten Einrichtungen durchzuführen, nennt sich „Kooperation für Transparenz und Qualität im Gesundheitswesen", kurz KTQ (KTQ, 2021). „Das KTQ – Verfahren ist auf die speziellen Anforderungen in den Bereichen Krankenhäuser, Praxen und MVZ, Rehabilitationseinrichtungen, ambulante und stationäre Pflegeeinrichtungen, Hospize und alternative Wohnformen sowie Rettungsdienste ausgelegt" (KTQ, 2021).

Die dazugehörige KTQ-GmbH wurde im Jahr 2001 durch die Bundesärztekammer, die deutsche Krankenhausgesellschaft, dem deutschen Pflegerat und den Spitzenverbänden der Krankenkassen gegründet. Diese ist für die Ausführung des KTQ-Verfahrens und für die Aktualisierung der KTQ-Kataloge zuständig. Anhand des Kriterienkatalogs können sich Organisationen vorerst eigenständig beurteilen, bevor diese einer Fremdbeurteilung unterzogen werden. Die KTQ-Zertifizierung lässt sich nicht bei einzelnen Abteilungen durchführen. Somit muss sich die gesamte Einrichtung bei bestehendem Interesse der Einstufung unterziehen. Obwohl das KTQ-System immensen Zuspruch findet und im deutschsprachigen Raum weitgehend etabliert wurde, kann auch Gegenwind gegen diese Art der Zertifizierung beobachtet werden. So wird als Kritikpunkt beispielsweise die Formulierungen bezüglich der Selbstbeurteilung angegeben, da diese manchmal etwas zu allgemein wären (Krieter et al., 2002, S. 779 – 782). Daraus resultierend lässt sich folgende Frage stellen: Wie lässt sich die Durchführung der KTQ-Zertifizierung und ihre Nutzbarkeit im Gesundheitswesen darstellen? Das Ziel der Projektarbeit ist es, das KTQ-System in der Ausführung und bezüglich des Nutzens im Gesundheitssystem anhand wissenschaftlich fundierter Literatur zu beschreiben.

2 Methodik

In diesem Kapitel wird den Leser/Innen die Literaturrecherche veranschaulicht.

2.1 Identifizierung relevanter Literatur

Für die Heranziehung wissenschaftlich fundierter Literatur wurden in dieser Projektarbeit, die für den Gesundheitsberuf relevante Datenbanken MEDLINE via PubMed, CINAHL Complete via EBSCOhost und Cochrane Library ausgewählt. Zudem wurde eine Suche auf dem Proxyserver der Hochschule Fresenius vorgenommen. Ergänzend dazu wurde in der Bibliothek der Universität für Gesundheitswissenschaften, medizinische Informatik und Technik und in der Fachhochschule für Gesundheitsberufe Schwaz nach geeigneter Literatur gesucht. Die Suche an sich wurde im Zeitraum von Mitte Mai 2021 bis Mitte Juni 2021 ausgeführt.

2.2 Selektion relevanter Literatur

Für die Selektion relevanter Literatur wurden die Titel und die Kurzinfo der identifizierten Veröffentlichungen eingesehen und überprüft, ob diese den Erwartungen des Autors entsprechen. Nicht inkludiert wurden beispielsweise Bücher, die die aufgelisteten Einschlusskriterien nicht erfüllen konnten.

Tab. 1: Ein- und Ausschlusskriterien (eigene Darstellung, 2021)

Kriterium	Einschlusskriterien	Ausschlusskriterien
Art der Zertifizierung	KTQ	Andere Arten der Zertifizierung wie EFQM, usw.
Publikationszeitraum	Von 2001 bis dato	Früher als 2001
Sprache	Deutsch Englisch	Anderssprachig
Sparte	Gesundheitswesen	Andere Sparten

Demnach wurde in dieser Projektarbeit nur die Art von Fachliteratur verwendet, welche sich auf die Zertifizierung von KTQ beschränken, da die Heranziehung mehrerer Zertifizierungsverfahren, den Rahmen dieser Arbeit sprengen würde. Die Sprache wurde auf deutsch- oder englischsprachig begrenzt, da der Autor diese zwei fließend spricht. Da im Zuge der Verfassung von wissenschaftlichen Arbeiten eine gewisse Aktualität der Fachliteratur essentiell ist, wurde jene Literatur, die früher als 2001 veröffentlicht wurde, ausgeschlossen. Zudem sollten die herangezogenen Werke einen Bezug zum Gesundheitswesen darstellen. Der Autor fügt jedoch hinzu, dass dies bei Publikationen, die sich auf das KTQ-Verfahren beziehen, ohnehin der Fall sein müsste.

3 Hauptteil / Ergebnisse

Im Hauptteil werden die Ergebnisse dargestellt, die auch zugleich die Forschungsfrage beantworten sollen.

3.1 Kuntsche & Börchers (2017)

Der Einsatz des KTQ-Modells hat die Absicht das Qualitätsmanagement des Gesundheitswesens zu verbessern. Somit sollen etwaige Punkte, welche von der KTQ kritisiert werden, als Verbesserungsvorschlag für die Einrichtung gesehen werden. Essentiell ist hierbei die Umsetzung dieser Vorschläge, um zum Beispiel die Arbeitsqualität eines Krankenhauses zu erhöhen. Die Beurteilung an sich nimmt ein Team aus mehreren Mitgliedern aus verschiedenen Berufsgruppen vor. Diese erfolgt anhand eines Kriterienkatalogs mit den Unterpunkten Patientenorientierung, Mitarbeiterorientierung, Sicherheit, Informationswesen, Krankenhausführung und Qualitätsmanagement. Diese haben wiederum Subkategorien. Um nur einige zu nennen: Planung des Personalbedarfs, Erstdiagnostik / Erstversorgung, Entlassung und noch viele mehr. Die Überschriften der Kategorien werden jeweils mit Maximum 18 Punkten beurteilt. Manche Subkategorien erhalten bei der Punktevergabe wiederum mehr Gewicht, wie zum Beispiel Arbeits- und Brandschutz (Kuntsche & Börchers, 2017, S. 193 – 200).

Nach der Durchführung der Prüfung wird die Selbstbeurteilung mit der Fremdbeurteilung verglichen. Grund für diesen Vorgang ist, dass die Verantwortlichen der Einrichtung versuchen sollen, Vor- und Nachteile bezüglich des angewendeten Qualitätsmanagements, selbst zu erkennen. Nach der Zertifizierung kann die Organisation die gegebenen Vorschläge für den hausinternen Nutzen einsetzen, indem beispielsweise die Betreuung der Patienten/Innen optimiert wird. Dies ist möglich, da das Expertenteam Alternativen zur Verbesserung des Leistungsvermögens sowie eine generelle Übersicht der ausbaufähigen Potentiale darstellt. Ein weiterer Nutzen, welcher sich durch die KTQ-Zertifizierung ergibt, betrifft die Vergleichbarkeit der am KTQ-Verfahren teilnehmenden Institutionen. Da die KTQ-GmbH und / oder die Einrichtungen selbst die Fremdbeurteilungen veröffentlichen, können Patient/Innen jederzeit eine Einsicht auf das Ergebnis erlangen. Somit können Patient/Innen Vergleiche anstellen. Letzteres kann bei der Entscheidung der endgültigen Einrichtungswahl behilflich sein. Dies wird deshalb als Nutzen eingestuft, da eine gut bewertete Einrichtung zeigt, welches Potential diese vorzuweisen hat. Außerdem besteht die Chance, im Falle eines ausgezeichneten Gutachtens, mit einem Award ausgezeichnet zu werden. Dies spiegelt sich als eine Art Werbung für die Gewinner wieder (Kuntsche & Börchers, 2017, S. 193 – 200).

Um das Zertifikat zu bestehen, muss in allen Kategorien ein Minimum von 55 Prozent der Punktezahl erreicht werden. Wenn demnach eine von den vorgegebenen sechs Kategorien weniger als 55 Prozent aufweist, so kann das Zertifikat nicht ausgestellt werden (Kuntsche & Börchers, 2017, S. 193 – 200). Die Heranziehung des KTQ-Verfahrens an sich kann für die gesundheitliche Institution in der Ausführung ebenso Vorteile mit sich bringen. So wird die Institution auf die Zertifizierung, wie schon mehrmals erwähnt, durch eine Selbstbewertung vorbereitet. Dazu gibt es eine von der KTQ-GmbH erstellte Hilfestellung, die sich PDCA-Zyklus nennt. Die Verantwortlichen müssen lediglich diesen Zyklus bei der Selbsteinschätzung anwenden. Somit wird diesen zumindest der organisatorische Aufwand etwas erspart. Der Buchstabe P steht hierbei für „Plan". In diesem Schritt soll die Prozessplanung bezogen auf das Kriterium sowie die hierfür zuständigen Personen übersichtlich dargestellt werden. Leitlinie, Personalmanagement, Mitarbeiterrechte sind nur einige Kriterien, die hierbei berücksichtigt werden sollen. Als nächster Schritt ist der Buchstabe D für „Do" vorgegeben. Wie „Do" bereits aus dem Englischen abgeleitet werden kann, handelt es sich hierbei um das „Tun". Die Frage, die sich bei „Do" stellt ist daher, auf welche Art und Weise die Prozesse vom „Plan" ausgeführt werden sollen. Förderung der Integration, Angebote für Supervision und vertrauensbildende Maßnahmen sind drei der zahlreichen Punkte, die hier herangezogen werden sollen (Kuntsche & Börchers, 2017, S. 200 – 201).

Als dritter Anhaltspunkt zur Eigenbeurteilung wird „Check" aufgelistet. Dazu gibt es seitens der KTQ-GmbH eine klare Aufforderung: „Beschreiben Sie, mit welchen Kennzahlen, Messgrößen und Methoden die regelmäßige, nachvollziehbare Überprüfung und Bewertung der im PLAN und DO dargestellten Vorgaben, Maßnahmen und Prozesse erfolgt: Überprüfung der Wirksamkeit der Maßnahmen, Umsetzung der Führungsgrundsätze und Leitlinien, Teilnehmerquote bei betrieblichen Angeboten, Ergebnisse von Mitarbeiterbefragungen und Abgleich der Ergebnisse mit anderen Einrichtungen" (Kuntsche & Börchers, 2017, S. 201). Danach wird der PDCA-Zyklus von „Act" abgeschlossen. Die Frage mit der sich die Verantwortlichen dabei beschäftigen ist, was nach der Durchführung des „Checks", bezogen auf die gesundheitliche Einrichtung, besser gemacht werden kann. Wenn Vorschläge zur Verbesserung formuliert werden, werden im nächsten Schritt Überlegungen bezüglich der Ausführung dieser Vorschläge angestellt. Das Heranziehen von bereits durchgeführten Zertifizierungen aus der Vergangenheit ist als Hilfsmittel erlaubt. Nach der Anwendung des PDCA-Zyklus erfolgt die Punkteverteilung. Die erreichte Punktezahl von „Plan", „Do", „Check" und „Act" wird zusammengezählt, somit ergibt sich ein Endwert. Nun erfolgt die Fremdbeurteilung und der Vergleich zwischen der Selbst- und Fremdbeurteilung und die daraus entstehende Zertifizierung (Kuntsche & Börchers, 2017, S. 200 - 201).

3.2 Keller (2011)

Keller (2011) erwähnt in Bezug auf das KTQ-Verfahren ebenso die vorgenommene Selbstbewertung von der Einrichtung. Hierbei ist als Vorteil die Einbindung der Mitarbeiter/Innen hervorzuheben, da diese bei der Bewertung an sich eine wesentliche Rolle spielen. Dadurch, dass die Belegschaft die Strukturen der Institution kennt, können die bereits erwähnten Punkte wie Patientenorientierung oder Mitarbeiterorientierung mit deren Wissen angemessen eingeschätzt werden. Somit wird die Selbstbeurteilung teilweise auch von Personen vorgenommen, welche sich direkt am Geschehen befinden. Was die Fremdbeurteilung hingegen betrifft, ist anzumerken, dass die gesundheitsbezogene Einrichtung aus mehreren Gründen einen Nutzen daraus ziehen kann. Zum einen kann durch die objektive Begutachtung der von der KTQ-GmbH gesandten Personen, analysiert werden, inwiefern die Selbstbeurteilung der Organisation sich bewahrheitet hat. Die Verantwortlichen der Organisation selbst sehen also inwiefern die Einschätzung ihrerseits von der Realität abweicht. Dies kann für die nächsten Zertifizierungen hilfreich sein. Zum anderen werden durch die Inspektoren/Innen umfangreiche Gespräche mit den zuständigen Personen geführt. Diese werden angeregt über mögliche Verbesserungsmaßnahmen nachzudenken, was wiederum der Institution zu Gute kommt. Eine Umsetzung solcher Maßnahmen heißt auch, dass beispielsweise die Patienten- und Mitarbeiterorientierung gestärkt werden. Die Fremdbewertung selbst ist jedoch mit Vorsicht zu behandeln, da diese eine Nachvollziehbarkeit, soziale Fertigkeiten und die Bereitschaft zu kommunizieren voraussetzt. Daher sollten alle Mitwirkenden offen für einander sein. Die KTQ-Zertifizierung wird heutzutage in jedem zweiten Krankenhaus in Deutschland durchgeführt. Dies zeigt, dass viele Einrichtungen auf diese Zertifizierung zählen und dass das KTQ-Verfahren sich von anderen Zertifizierungsverfahren abhebt. Wenn diese renommierte Zertifizierungsart herangezogen wird, kann es also dazu kommen, dass die von der KTQ zertifizierte Einrichtung, einen guten Ruf erfährt (Keller, 2011, S. 34 - 36).

3.3 Hellmann (2012)

Die Zertifizierung seitens der KTQ-GmbH legt einen besonderen Augenmerk auf die Personalentwicklung. Dabei wird auch auf die Qualifikation der arbeitenden Belegschaft eingegangen. Beim PCDA-Zyklus wird beispielsweise beim Punkt „Plan" der Punkt Personalentwicklung explizit erwähnt. Die Einrichtung hat sich somit auch mit dieser Sparte auseinanderzusetzen, was der Personalentwicklung und somit auch den Mitarbeiter/Innen zugutekommt, denn auch diesbezüglich werden Verbesserungsmaßnahmen angestrebt und zur Umsetzung in naher Zukunft vorgeschlagen. Somit kann durch die Zertifizierung die Mitarbeiterzufriedenheit erhöht und auf deren Bedürfnisse eingegangen werden (Hellmann, 2012, S. 55 - 56).

Es werden hierbei nicht nur die momentan bestehenden Qualifikationen evaluiert, sondern auch solche, die durchaus noch ausbaufähig sind. In Bezug darauf wird ausdrücklich auf Weiterbildungsmöglichkeiten und -maßnahmen eingegangen, welche von den Mitarbeitern/Innen der gesundheitsbezogenen Einrichtung in Anspruch genommen werden können. Ein weiterer Punkt, der diesbezüglich berücksichtigt wird, ist, inwiefern die Institution deren Dienstnehmer/Innen bei der Auswahl der Möglichkeiten unterstützt und in welchem Ausmaß deren Wünsche miteingeschlossen werden (Hellmann, 2012, S. 56). „Zudem kann positiv erwähnt werden, dass hier auch externe Qualitätssicherungsverfahren gefördert werden, wie z. B. die externe Registrierung von beruflichen Pflegenden" (Hellmann, 2012, S. 56). Außer den Qualifikationen werden hinsichtlich der Personalentwicklung die Förderung und Arbeitsstrukturierung ebenso aufgegriffen. Im KTQ-Katalog befinden sich hierfür Kriterien, auf die bei der Selbst- und Fremdbewertung eingegangen wird. Solche Kriterien sind zum Beispiel „Karriereplanung", „Beurteilungen" und „Zielvereinbarungen". Diese drei Kriterien betreffen die Förderungsoptionen in der Einrichtung. Im Gebiet der Arbeitsstrukturierung wird darüber hinaus eruiert, ob Dienstnehmern/Innen die Möglichkeit eingeräumt wird, hausintern von Abteilung zu Abteilung rotieren zu können (Hellmann, 2012, S. 56). „Desweiteren sollten nach KTQ auch Instrumente zur Evaluierung angewandt werden. Dazu sind Aufgabenanalysen benannt, nach denen Stellen umformuliert werden könnten, bzw. andere Qualifizierungsmaßnahmen gewählt werden müssten" (Hellmann, 2012, S. 56). Überdies soll die Mitarbeiterzufriedenheit ermittelt werden. Je nach Resultat der Personalzufriedenheit, können entsprechende Schritte eingeleitet werden, um diese zu verbessern. Dies liegt sowohl im Interesse der Institution als auch der Mitarbeitenden, da ein erhöhtes Wohlbehagen der Belegschaft Vorteile für beide Seiten mit sich bringt (Hellmann, 2012, S. 56).

Ein weiterer Kernpunkt welcher die Personalentwicklung in der KTQ-Zertifizierung betrifft, lässt sich „Einarbeitung von Mitarbeitern" nennen. Wie der Name dieses Kriteriums verrät, handelt dieses von zentralen Fragen der Einarbeitungsphase von Angestellten. Das Augenmerk hierbei wird darauf gerichtet, ob neue Angestellte angemessen begleitet, eingeschult, informiert und ressourcenorientiert eingesetzt werden. Personen, die der Organisation neu beigetreten sind, werden diese Aspekte für die Erhaltung des Arbeitsplatzes oder für die Entscheidung eines Arbeitsplatzwechsels berücksichtigen. Letzterem will die KTQ-GmbH entgegenwirken, indem diesbezüglich Maßnahmen vorgeschlagen werden. Die Umsetzung dieser Vorschläge hängt jedoch von der zu zertifizierenden Einrichtung ab. Daraus resultierend wird ersichtlich wie sehr die KTQ-Zertifizierung auf die Personalentwicklung einer Organisation eingeht und welchen immensen Nutzen diese mit sich bringen kann (Hellmann, 2012, S. 56 – 58).

3.4 Brandstätter (2005)

Brandstätter (2005) stellt in einer wissenschaftlichen Arbeit Punkte, die im Rahmen einer KTQ–Zertifizierung für eine gesundheitsorientierte Institution vorteilhaft sind, vor. Demzufolge kann eine KTQ-Zertifizierung als gesundheitsspezifisch betrachtet werden. Daraus können neben kleineren vor allem auch größere Einrichtungen wie Krankenhäuser Gebrauch davon machen. Einer der Schwerpunkte liegt hierbei bei den Patienten/Innen. Dies ist als Vorteil zu nennen, da solche Einrichtungen von der Patienten/Innenzufriedenheit abhängig sind. Durch die Konzentration auf diesen Aspekt kann die Zufriedenheit erhöht werden, und das Krankenhaus nach außen hin ein besseres Image erlangen. Letzteres erfolgt auch durch die Zertifizierung an sich, da der Ausgang von der KTQ-GmbH veröffentlicht wird (Brandstätter, 2005, S. 68 – 69). Das Wort Transparenz ist laut Brandstätter (2005, S. 68 – 69) nicht nur ein Teil der Abkürzung von KTQ, diese wird auch in der Realität umgesetzt. So sind alle Schritte des Verfahrens nachvollziehbar und durchsichtig. Je nach Umsetzbarkeit der zertifizierten Organisation können sich weitere Vorteile ergeben. Die Bewusstmachung des Qualitätsverständnisses und die Bedeutung einer Zertifizierung des Qualitätsmanagements an sich, sind ein Beispiel dafür. Diese sind nämlich für ein erfolgreiches Qualitätsmanagement ausschlaggebend (Brandstätter, 2005, S. 68 – 69).

Das Steigern der Versorgungsqualität und somit auch die der Pflege, als Beispiel lässt sich ebenso daraus schließen. Neben der Patientenorientierung wird auch die Mitarbeiterorientierung in den Vordergrund gerückt. Daraus folgend wird die Interdisziplinarität angeregt. Die Kooperation unter den verschiedenen Berufsgruppen verstärkt sich hiermit. Leistungen welche an Patienten/Innen erbracht werden, werden durchsichtiger, indem diese analysiert und bewertet werden. Folglich werden Verbesserungsmaßnahmen formuliert und womöglich umgesetzt. Die KTQ-Zertifizierung bringt zudem einen beratenden Charakter mit sich. Die Einrichtungen werden nicht nur überprüft, diese werden auch beraten und unterstützt. Die Überprüfung kann genauso als ein Controllingtool für das Management der Organisation betrachtet werden. Was den Kriterienkatalog betrifft, verbirgt dieser Kategorien in sich, welche nicht für alle Teilnehmer verwendbar sind. In einem solchen Fall gibt es Ausnahmen. Diese Kriterien fallen somit nicht in die Beurteilung mit hinein. Der KTQ-Kriterienkatalog ist somit nicht als starres und striktes Bewertungsschema zu sehen, sondern als eine an die Einrichtung angepasste Übersicht zur Einschätzung bestimmter Aspekte. Was die Fremdüberprüfung angeht, lässt sich das Komitee, welches die Zertifizierung durchführt, nennen. Es handelt sich hierbei um Experten, welche im klinischen Bereich beschäftigt sind und somit mit den Gegebenheiten einer gesundheitlichen Einrichtung vertraut sind (Brandstätter, 2005, S. 69).

„Visitoren müssen neben ärztlicher, pflegerischer und ökonomischer Qualifikation über umfassende Kenntnisse in QM verfügen - Schulung gemäß den Anforderungen des ‚Curriculum QM' der Bundesärztekammer" (Brandstätter, 2005, S. 69). Zusätzlich werden die sogenannten Visitoren in Hinsicht auf Patienten- und Mitarbeiterorientierung, Krankenhausführung und berufsübergreifendes Qualitätsmanagement geschult. Weiters ist zu erwähnen, dass die Veröffentlichung des Ergebnisses der Qualitätsüberprüfung mehreren Personengruppen oder Organisationen dient. Zum einen können wie bereits in Kapitel 3.1. dargelegt, Patienten/Innen davon profitieren, indem diese einen Vergleich zwischen den Einrichtungen anstellen können, zum anderen kann die Publizierung der Zertifizierung Ärzten/Innen helfen. Letztere können die Zertifizierung als Entscheidungsgrundlage von Überweisungen von Patienten/Innen an Krankenhäuser heranziehen. Auch Krankenkassen können aus der Zertifizierung einen Nutzen ziehen, denn durch das KTQ-Verfahren wird ersichtlich welche Aufwendungen eine Einrichtung erbringt, welche Optionen zur Diagnosestellung vorliegen oder über welche Ausstattung in technischer Hinsicht die Institution verfügt (Brandstätter, 2005, S. 69).

3.5 Schreiner - Hecheltjen (2015)

Die KTQ-Zertifizierung lehnt sich an die US-amerikanische Version der Qualitätsüberprüfungsmethode, welche sich „Joint Commission International Accreditation" nennt. Diese Möglichkeit der Evaluierung der Qualität ist der Spitzenreiter in den USA, und konnte sich in den letzten Jahrzenten bewähren. Daher fungiert die „Joint Commission International Accreditation" als Vorbild in der Ausführung für die KTQ-Zertifizierung. So wurde die KTQ-Zertifizierung als Zertifizierungsmethode sowohl in Deutschland als auch in Österreich zum Vorreiter. Durch das Verfahren können bestimmte Prozesse bestmöglich gestaltet werden, was wiederum Grund für zahlreiche Institutionen ist, von diesem Gebrauch zu machen. Durch den umfangreichen Kriterienkatalog und den dazugehörigen 252 Fragen ist eine umfassende Überprüfung des Qualitätsmanagements der Einrichtung möglich. Somit werden bei der Zertifizierung diverse Bereiche abgedeckt, welche bei anderen Zertifizierungsmethoden eventuell nicht vorhanden sind (Schreiner – Hecheltjen, 2015, S. 200). Die Autorin Schreiner – Hecheltjen (2015, S. 200) hebt zudem die Selbstbeurteilung hervor. Die Selbstbeurteilung sei eine Art das Qualitätsmanagement, welches in der Organisation durchgeführt wird, selbst zu kritisieren und somit vor Augen zu führen welche Bereiche einer Verbesserung bedürfen. Die Verantwortlichen reflektieren demnach auch das eigene Handeln und das Vorgehen von Mitarbeiter/Innen aus den verschiedenen Hierarchiegruppen (Schreiner – Hecheltjen, 2015, S. 200).

Auch in dieser wissenschaftlich fundierten Literatur wird das Team, das die Fremdbewertung durchführt, angeführt. Betont wird hierbei die berufsübergreifende Besetzung der Bewertenden, die Notwendigkeit der Qualifikation für die „Visitation" der Einrichtung sowie der erforderliche kommunikative Austausch zwischen beiden Seiten. Anhand dieser Faktoren kann gesehen werden, dass die Testung von Fachleuten durchgeführt wird. Das Resultat der Überprüfung wird bekannt gegeben, was Vorteile für beispielsweise praktizierende Ärzte mit sich bringt. Diese werden bei der Wahl der Zuweisung von Patienten/Innen, wie bereits im Kapitel 3.4 erwähnt, durch die Bekanntmachung unterstützt. Außerdem wird das Leistungspensum eines Krankenhauses zum Beispiel durch solch einen Bericht verdeutlicht (Schreiner – Hecheltjen, 2015, S. 200 - 201).

3.6 Knopp & Knopp (2010)

Wenn der Begriff Gesundheitswesen fällt, wird oft an das Krankenhaus gedacht. Die KTQ-Zertifizierung bedient aber ein durchaus größeres Spektrum. Es werden beispielsweise Arztpraxen oder Rehbalitationseinrichtungen ebenso überprüft und zertifiziert. So kann davon ausgegangen werden, dass viele Bereiche im Gesundheitswesen abgedeckt werden, unabhängig von der Größe der Einrichtung. Bei der Bewertung selbst wird nicht nur auf die Patienten/Innen eingegangen sondern auch auf die Führungsfähigkeiten der verantwortlichen Personen. Im Speziellen wird hierbei die Eignung zur Führung der Einrichtung oder einer Arztpraxis geprüft, denn eine Arztpraxis kann nur dann erhalten bleiben, wenn Personen mit qualifzierten Führungseigenschaften diese leiten (Knopp & Knopp, 2010, S. 61).

Zur Bewertung gibt es bei bestimmten Kategorien eine Checkliste, die von der KTQ-GmbH bereitgestellt wird. Eine solche Checkliste kann bei einer Selbstbewertung für die zu zertifizierende Einrichtung hilfreich sein. Die Handhabung der Selbstbeurteilung fällt durch die übersichtliche Strukturierung positiv auf. Die Kategorien wurden so konzipiert, dass diese von den Verantwortlichen der Organisationen verständlich bearbeitet werden können. Dies erleichtert den gesamten Zeritifzierungsprozess und stellt einen geringeren Aufwand für Selbst- und Fremdbeurteiler dar (Knopp & Knopp, 2010, S. 61 – 62). Knopp & Knopp (2010, S. 62) erwähnen als weiteren positiven Aspekt der KTQ-Zertifizierung, dass die Belegschaft, welche für die zu zertifizierende Einrichtung tätig ist, ebenso in die Beurteilung miteinbezogen wird. Somit werden neben Führungspersonen auch Personen, die Patientenkontakt haben, herangezogen. Nebenher werden jedoch zahlreiche weitere Prozesse, die eine Verbindung zur Praxis aufzeigen, thematisiert. Dadurch kann das Qualitätsmanagement einer Einrichtung umfassend überprüft werden (Knopp & Knopp, 2010, S. 61 – 62).

3.7 Witzsch – Kahla (2009)

Die KTQ-Zertifizierung ist ein Verfahren, das stetig weiter entwickelt und dem akutellen Wissensstand angepasst wird. Bei der Anpassung von Letzterem wird darauf geachtet, dass den Einrichtungen Aufwand erspart und der KTQ-Katalog für diese in erleichterter Form dargestellt wird. Dabei hat die KTQ-GmbH ein Zentrum für Akkreditierung, welches für organisatorische Angelegenheiten zuständig ist, wie die Planung der Zertifizierung an sich, die Weiterbildung der Prüfenden, die Erstellung von Checklisten beziehungsweise des KTQ-Kataloges und die Fortentwicklung der Zertifizierung (Witzsch – Kahla, 2009, S. 39 – 40). Die Kategorien eines KTQ-Kataloges beziehen sich stets auf Handlungen der zu zertifizierenden Institution. Diesbezüglich gibt es Kategorien, die mehr gewichtet werden als andere. Grund hierfür ist, dass es Kernkriterien gibt, die als unabdingbar für die Erreichung einer angemessenen Qualität angesehen werden (Witzsch – Kahla, 2009, S. 42). In der ersten Kategorie „Patientenorientierung" wird beispielsweise die Frage nach dem Dokumentationsmedium zur Ersteinschätzung des Patientenstatus erfragt. Pro Kategorie gibt es zahlreiche Fragen, die von der Einrichtung zu beantworten sind (Witzsch – Kahla, 2009, S. 141). Wie bereits mehrmals erwähnt, werden mehrere Berufsgruppen der Insitution in die Beurteilung involviert (Witzsch – Kahla, 2009, S. 41). „Bei der Bewertung werden sowohl der Erreichungsgrad, d.h. die Qualität der Kriterienerfüllung, als auch der Durchdringungsgrad, d. h. die Breite der Umsetzung über alle Bereiche des Krankenhauses, beurteilt" (Witzsch – Kahla, 2009, S. 42).

Witzsch – Kahla (2009, S. 42) hebt, wie bereits andere AutorInnen in dieser Projektarbeit, die Spezialisierung des Verfahrens auf gesundheitsbezogene Einrichtungen, hervor. Durch die Spezialisierung wird sowohl der Institution als auch der KTQ-GmbH die Durchführung des Verfahrens vereinfacht. Zudem werden verschiedene Domänen der Qualität bei der Zertifizierung berücksichtigt. Es wird auf Struktur-, Prozess- und Ergebnisqualität näher eingegangen. Daher ist eine übersichtliche Darstellung des Qualitätsmanagement der zu überprüfenden Organisation möglich (Witzsch – Kahla, 2009, S. 42). Die Autorin sieht die getrennte Durchführung der Selbst- und Fremdbeurteilung als Vorteil, da diese miteinander verglichen werden. Die Abweichung der Selbstbeurteilung von der Fremdbeurteilung kann als Nutzen für die Einrichtung selbst betrachtet werden, da durch objektives Feedback diese an den genannten Abweichungen arbeiten können. Zudem hat das Verfahren von KTQ einen Peer-Review-Ansatz, was laut der Autorin für sich spricht. Dies bedeutet, dass die Überprüfung zur Qualitätssicherung durch unabhängige Gutachter aus demselben Fachgebiet durchgeführt wird und daher eine objektive Beurteilung mit sich bringt (Witzsch – Kahla, 2009, S. 42).

4 Zusammenfassung der Ergebnisse und Fazit

Aus der Literaturrecherche geht hervor, dass alle Autoren/Innen, die für diese Arbeit herangezogen wurden, zahlreiche Nutzen der KTQ-Zertifizierung für gesundheitsbezogene Einrichtungen darlegen und zudem die Sinnhaftigkeit der Durchführung derer im Gesundheitswesen nachvollziehbar aufzeigen. Am öftesten werden die Selbst- und die Fremdbewertung in der Literatur erwähnt. Kuntsche und Börchers (2017, S. 193 – 200), Keller (2011, S. 34 – 36), Schreiner – Hecheltjen (2015, S. 200) und Witzsch – Kahla (2009, S. 42) beschreiben die Wichtigkeit dieser in Bezug auf die Vergleichbarkeit und die daraus entstehenden Maßnahmen, welche als Potential zur Verbesserung für die Institution selbst gesehen werden können. Durch den Abgleich von Selbst- und Fremdbewertung wird der Einrichtung verdeutlicht, inwiefern die Selbsteinschätzung vom Ergebnis der Visitoren abweicht. Somit werden den Verantwortlichen der gesundheitsbezogenen Einrichtung bestimmte Mankos, die vorher nicht erkannt wurden, vor Augen geführt. Diese werden somit zum Handeln und zugleich zur Umsetzung der Kritik animiert. Der Vergleich zwischen der Selbst- und Fremdbeurteilung ist daher ein wichtiger Schritt für die Verbesserung des Qualitätsmanagements im Gesundheitswesen. Knopp und Knopp (2010, S. 61) fügen auch hinzu, dass durch eine Checkliste hinsichtlich der Selbstbeurteilung den Einrichtungen diese immens erleichtert wird, da Letztere lediglich die Checkliste befolgen müssen und der übersichtlichen Struktur folgen müssen. Die Anpassung des KTQ-Kataloges ermöglicht den Organisationen den aktuellen Stand des Qualitätsmanagements zu überprüfen und diesbezüglich up-to-date zu sein (Witzsch – Kahla, 2009, S. 39 – 40).

Kuntsche und Börchers (2017, 193 – 200), Brandstätter (2005, S. 68 – 69) und Schreiner – Hecheltjen (2015, S. 200) erwähnen zudem den Vorteil der Veröffentlichung der KTQ-Zertifizierung, sowohl für Patienten/Innen als auch für Ärzte/Innen. Beide Parteien können so Einrichtungen vergleichen und bei der Entscheidung, welche von diesen bevorzugt werden soll, die Zertifizierung selbst heranziehen. Das KTQ-Zertifikat bringt demzufolge auch Erfolg für die Reputation der Institution mit sich. Knopp und Knopp (2010, S. 61) und Witzsch – Kahla (2009, S. 39 – 40) heben außerdem die Abdeckung des gesamten Gesundheitswesens der Zertifizierung hervor. Das heißt, dass das KTQ-Verfahren nicht nur in Krankenhäusern durchgeführt werden kann, sondern auch in Rehabilitationseinrichtungen oder in Arztpraxen und noch in weitaus mehr Bereichen des Gesundheitswesens. In Deutschland zieht bereits jedes zweite Krankenhaus das KTQ-Verfahren als Zertifizierungsmethode heran. In Österreich steigt die Zahl, die die Zertifizierung beanspruchen ebenso von Tag zu Tag. Daraus kann geschlossen werden, dass die KTQ-Zertifizierung in diesen Ländern umfangreich etabliert ist (Scheiner – Hecheltjen, 2015, S. 200).

Die Autoren/Innen Kuntsche und Börchers (2017, S. 200 – 201) und Hellmann (2012, S. 55 – 56) loben wiederum den PDCA-Zyklus, welcher von der KTQ-GmbH entworfen wurde. Vor allem die Spezialisierung auf die Personalentwicklung fällt positiv auf. Mitarbeiter/Innen werden in den Prozess interaktiv miteingebunden. Die Befolgung von „Plan", „Do", „Act" und „Check" ist hinsichtlich des Aufbaus für Einrichtungen in der Zertifizierung eine Hilfestellung und kann als zielführend betrachtet werden. Zu guter Letzt zeigen Brandstätter (2005, S. 69), Schreiner – Hecheltjen (2015, S. 200 – 201) und Witzsch – Kahla (2009, S. 41) das Qualifikationsprofil des Expertenteams, welches die Fremdbeurteilung und die Überprüfung an sich durchführt, auf. Die Visitoren sind Teil eines klinischen Teams, müssen über ein ausgeprägtes Wissen bezüglich des Qualitätsmanagements verfügen und werden laufend geschult. Dies stellt eine objektive Betrachtung dar. Aus den genannten Punkten kann geschlossen werden, dass die KTQ-Zertifizierung im Gesundheitswesen für Einrichtungen in vielerlei Hinsicht gewinnbringend ist.

5 Diskussion

In diesem Kapitel werden Ergebnisse in Diskussionspunkte gegliedert und diese mit den inkludierten Studien diskutiert.

5.1 Durchführung inkludiert die gesamte Einrichtung

Die Durchführung einer KTQ-Zertifizierung ist nur unter der Bedingung, dass die gesamte Einrichtung überprüft wird, möglich. Dies heißt, dass ein Zertifikat für eine gesundheitsbezogene Einrichtung ausgestellt werden kann, jedoch nicht für eine einzelne Fachabteilung der Einrichtung selbst vorgesehen ist. Brandstätter (2005, S. 68 – 69) und Witzsch – Kahla (2009, S. 40) bemängeln dies, da es laut den Autorinnen in bestimmten Situationen durchaus sinnvoll wäre einzelne Abteilungen wie beispielsweise die Apotheke oder das Labor zu überprüfen und gegebenenfalls eine Zertifizierung auszustellen. Witzsch – Kahla (2009, S. 40) fügt hinzu, dass forensische Kliniken nicht als eigenständige Einrichtung gezählt werden und dadurch dem KTQ-Verfahren nicht unterzogen werden können.

5.2 Kostendruck vs. Unabhängigkeit

Sowohl Brandstätter (2005, S. 68 – 69) als auch Keller (2011, S. 36) führen die Kostenintensität der umfangreichen Zertifizierung an. „Jedoch ist kritisch anzumerken, dass es sich bei der KTQ-GmbH um eine private Organisation handelt, die zwar sehr breit vernetzt ist, jedoch mit ihrem Messverfahren gezwungen ist, immer auch eigene betriebswirtschaftliche Ziele zu verfolgen. Deshalb besteht die Gefahr, dass, sobald die gemessenen Qualitäten Umsatzrelevanz für die einzelnen Krankenhäuser erlangen, sich der Druck auf die KTQ-GmbH stark erhöht, und für die Messung zwingend notwendige Unabhängigkeit nicht immer vollständig garantiert werden kann" (Keller, 2011, S. 36). Die in den Ergebnissen erwähnte Objektivität wird in solchen Situationen daher ebenso in Frage gestellt. Knopp und Knopp (2010, S. 62) führen an, dass vor allem durch die Selbstbewertung der Einrichtungen eine selbst illusionierte Objektivität entstehen kann.

5.3 Schwachstellen der Kategorie Personalentwicklung

So sehr das KTQ-Verfahren sich auf die Personalentwicklung spezialisiert, so sehr sind diesbezüglich Schwachstellen zu beachten. Im Katalog sind allgemeine Formulierungen bezüglich Weiterbildungsmöglichkeiten zu finden. Explizite Möglichkeiten dazu werden jedoch nicht aufgelistet. Dafür wird auf das Mentoring umso mehr eingegangen. Was die Karriereplanung betrifft, wird dieser Punkt im KTQ-Katalog zwar aufgelistet, auf Punkte wie Pensionierung etc. wird jedoch nicht näher eingegangen (Hellmann, 2012, S. 63).

Hellmann (2012, S. 63) ergänzt zu diesen Informationen, dass Begriffe wie „Teament-wicklung" und „Arbeitsstrukturierung" nicht ausreichend thematisiert werden. Diese As-pekte wären demnach noch ausbaufähig.

6 Literaturverzeichnis

Brandstätter, S. (2005). Qualitätsmanagement in österreichischen Krankenhäusern – ein Überblick über verschiedene Modelle. *Österreichische Zeitschrift für Physikalische Medizin und Rehabilitation,* 15 (2), 68 - 69.

Ertl-Wagner, B., Steinbrucker, S. & Wagner, B. C. (2009). *Qualitätsmanagement und Zertifizierung. Praktische Umsetzung in Krankenhäusern, Reha-Kliniken und stationären Pflegeeinrichtungen.* Heidelberg: Springer.

Hellman, A. (2012). *Personalentwicklung – Ein Instrument zur internen und externen Qualitätssicherung: am Beispiel von KTQ und EFQM.* Hamburg: Diplomica.

Keller, T. (2011). *Der „pay for performance"-Ansatz: Ein Weg zu mehr Versorgungsqualität und Patientenzufriedenheit im deutschen Krankenhauswesen.* Hamburg: Diplomica.

Knopp, E. & Knopp, J. (2010). *Qualitätsmanagement in der Arztpraxis. Leitfaden für ein schlankes QM-Handbuch – auch geeignet für QEP, KTQ, ISO, EFQM, EPA.* Stuttgart & New York: Thieme.

Krieter, H., Denz, C., Russ, N. & van Ackern, K. (2002). Qualitätsmanagement: Zertifizierung nach KTQ startet in die Routinephase. *Anästhesiologie & Intensivmedizin,* 43 (1), 779 – 782.

KTQ (2021). *Das KTQ-Verfahren.* https://www.ktq.de/Das-KTQ-Verfahren.9.0.html (05.06.2021).

Kuntsche, P. & Börchers, K. (2017). *Qualitäts- und Risikomanagement im Gesundheitswesen. Basis- und integrierte Systeme, Managementsystemübersichten und praktische Umsetzung.* Wiesbaden: Springer Gabler.

Schreiner - Hecheltjen, J. (2015). *Qualitätsmanagement und Qualitätssicherung in der Medizin. Aus der Praxis für die Praxis.* Münster: Lit Verlag.

Witzsch - Kahla, H., A. (2009). *Praxiswissen Qualitätsmanagement im Krankenhaus. Hilfen zur Vorbereitung und Umsetzung* (2. überarbeitete Auflage). Stuttgart: Kohlhammer.